TRAITÉ
DES VERTUS
DE LA
POUDREROYALE
FÉBRIFUGE

Du Sieur DE LA JUTAIS, Médecin Privilégié du Roi, demeurant à Paris, rue de Bourbon, à la Ville Neuve, au coin de la rue S. Philippe.

SECONDE ÉDITION.

A LA HAYE,

Chez WENDERMEN, dans le Grocefter.

M. DCC. LII.

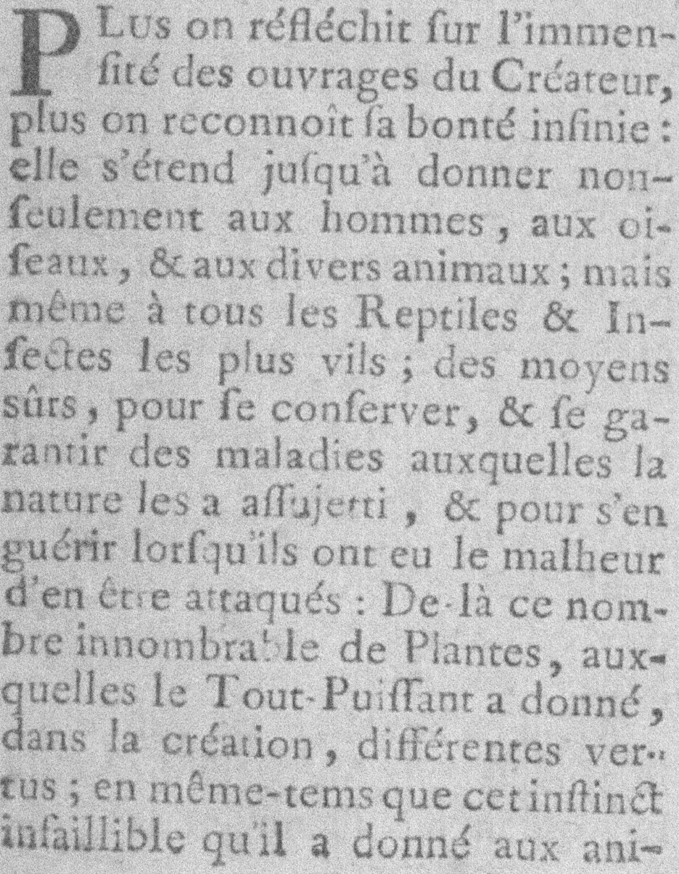

PRÉFACE

PLus on réfléchit fur l'immen-
fité des ouvrages du Créateur,
plus on reconnoît fa bonté infinie :
elle s'étend jufqu'à donner non-
feulement aux hommes, aux oi-
feaux, & aux divers animaux ; mais
même à tous les Reptiles & In-
fectes les plus vils ; des moyens
fûrs, pour fe conferver, & fe garantir des maladies auxquelles la
nature les a affujetti, & pour s'en
guérir lorfqu'ils ont eu le malheur
d'en être attaqués : De-là ce nom-
bre innombrable de Plantes, auxquelles le Tout-Puiffant a donné,
dans la création, différentes vertus ; en même-tems que cet inftinct
infaillible qu'il a donné aux ani-

maux de toute espèce, & de tout genre, pour servir à chacun d'eux à découvrir promptement les propriétés qui leurs sont analogues : ce que n'a pas fait jusqu'ici l'étude la plus méditée ; aidée du génie des plus grands hommes qui n'en connoissent qu'une très-petite partie, sur les vertus de laquelle il reste même encore beaucoup plus à travailler qu'ils n'imaginent, malgré tout le pénible soin & les dépenses énormes qu'on a fait jusqu'ici, pour parvenir à découvrir toutes leurs propriétés. Mais comme la difficulté n'est jamais capable de rebuter, dans l'objet de la recherche la plus importante qu'il y ait au monde, qui est de conserver sa vie ; chaque Royaume a consacré des hommes à cette étude, & a attaché des récompenses aux heureuses découvertes.

M. le Chevalier de Guillers, le plus fameux Médecin de Venise, qui avoit découvert les propriétés d'une Plante salutaire, contre toutes fièvres, de quelque nature, & quelqu'invétérée qu'elle pût être, & autres maladies, telles que dissenterie, flux de sang, cours de ventre, & même toutes celles Epidémiques, &c. fut invité par Louis XIV. de glorieuse mémoire, à venir s'établir en France avec sa famille en 1712. tems auquel tous les Hôpiraux des Armées, & autres regorgeoient de malades, qui mourroient tous de maladies différentes, comme fièvres, &c. faute de bons Fébrifuges purgatifs : il y vint, & donna ses Poudres qui eurent un tel succès, par les belles Cures qu'il fit, réchappant tous les malades qu'il traita, sans en manquer un seul ; que les bienfaits du Roi suivirent de près un homme qu'il ne croyoit jamais trop récompenser, pour la grandeur du service qu'il rendoit à ses Etats : ce témoignage est confirmé, tant par la continuation du Privilége qu'a eu après lui le Sieur Brodin de la Jutais son gendre, que par le succès constant, que son remède a toujours eu depuis, entre les mains de ce dernier ; & par les titres les plus autentiques qui sont en sa possession, & dont on verra les copies de quelques-uns à la fin de ce petit Livre.

Cette Plante si salubre est commune dans toute la France, qui ignoroit jusqu'alors, qu'elle eut la vertu de guérir toutes les fièvres, de même qu'elle ignore encore à présent sa préparation à cet effet.

C'est à l'amour de la Patrie qui est né dans le cœur du Sieur de la Jutais, & à son zèle pour la conservation des sujets de Sa Majesté, que sont dús tous les soins assidus qu'il se donne continuellement pour guérir aussi facilement, que promptement, ses compatriotes, & les préserver à peu de frais de diverses maladies, en employant à propos cette Poudre Fébrifuge à laquelle le Public a donné par admiration le surnom de Royale, parce qu'elle a toutes les qualités requises, pour opérer toujours heureusement & en peu de tems ; puisque trois prises sont ordinairement plus que suffisantes pour la parfaite purification du sang, ce qui est l'affaire de cinq à six jours au plus, & qui excitoit d'abord une telle surprise aux Officiers Généraux & autres Seigneurs de la Cour, & aux Médecins même, que son Eminence Monseigneur le Cardinal de Noailles disoit souvent, en parlant de l'Auteur, à l'occasion de tous les malades de l'Hôpital d'Ayon à Fontainebleau, qu'il avoit guéri dans l'Automne, en présence du feu Roi & de toute la Cour en 1712. & de tous ceux de l'Hôtel-Dieu, qu'il guérit de même en 1713. 1714. & suivantes..... Qu'il étoit l'Ange tutélaire envoyé du Ciel pour le salut d'Israel.

Au reſte, Son Eminence n'étoit pas le ſeul qui l'affectionnât, les Seigneurs de la Cour lui accordoient tous leur eſtime, & ſe faiſoient un vrai plaiſir de converſer avec lui, d'autant qu'il parloit très-correctement pluſieurs Langues, qu'il avoit appris dans les différens voyages qu'il avoit fait en diverſes Cour de l'Europe, où il s'étoit toujours fait diſtinguer, ſoit pour la Médecine, ou pour ſa connoiſſance de l'intérêt des Princes qu'il poſſédoit ſi à fond, qu'il fut choiſi à Paris par le Czar de Moſcovie, pour être ſon Agent à la Cour de France, lequel lui en fit expédier des Lettres de créance, en datte du 9 Juin 1717. qui ſont conſervés avec ſes autres papiers par le Sieur de la Jutais ſon gendre.

En effet, comme deux priſes ſuffiſent quelquefois dans pluſieurs maladies, pour les guérir entiérement ; il paroît y avoir ſouvent du miracle dans les guérisons subites qu'il opère.

La bonté de cette Poudre Royale Fébrifuge, a pénétré jusques dans les Pays les plus reculés. L'Amérique ne l'a pas eu plutôt connue qu'elle s'en est servie habituellement, dont elle ne cesse de marquer sa juste reconnoissance.

Le Sieur de la Jutais est convaincu, que la France une fois instruite des avantages réels que produit ce remède, contre toutes les maladies Epidémiques, par l'exposition suivante, lui sçaura bon gré de lui en avoir procuré la connoissance, & que même Messieurs les Médecins, eu égard aux Cures qu'il a faites, à l'autenticité des Certificats qu'il en a, & des bienfaits dont feu M. le Chevalier de Guillers son Beaupere a été honoré, pour les mêmes raisons, se prêteront eux-mêmes pour l'intérêt de la Nation à en publier l'utilité & la nécessité : l'Auteur attend aussi de leur justice ordinaire, qu'ils en ordonneront l'usage dans tous les cas requis, en se désistant de tout préjugé contraire.

Le Sieur de la Jutais se fait d'ailleurs un vrai plaisir de donner gratis, ses remèdes & ses avis aux pauvres Malades, sans qu'ils soient obligé de prendre pour cela aucune attestation d'indigence.

CHAPITRE PREMIER.

Vertus principales de cette Poudre Royale Fébrifuge, & son excellence dans les différentes maladies.

ES propriétés de cette Poudre sont presque universelles, & elles le seroient en effet, si elle pouvoit remédier aux Parties nobles, qui sont gâtées, en les créant de nouveau : d'autant qu'elle guérit radicalement, sans aucun danger ni retour, toute sorte de fiévres intermittentes, comme tierce, double tierce, quarte, double quarte & autres ; & cela avec trois prises au plus.

Il faut observer que pour les fièvres tierces, quotidiennes, quarte, & double quarte ; on doit donner ce remède trois heures avant l'accès, ou le frisson ; & pour les doubles tierces ou autres, qui laiſſent très - peu d'intervalle ; on doit le donner dans le déclin ou ſur la fin du Paroxiſme.

Si l'accès qu'on attendoit manque le même jour qu'on aura pris la première priſe de ce remède ; il n'eſt pas néceſſaire d'en prendre une ſeconde ; mais ſi la fièvre revient le même jour qu'on aura commencé de prendre cette Poudre , ſoit à ſon heure ordinaire , ou plutôt ou plus tard , il ne faut pas manquer de donner une ſeconde priſe au Fébricitant , le même jour que doit venir l'accès ſuivant , trois heures avant le friſſon : & ſi enfin le malade n'eſt pas guéri par cette ſeconde priſe , on lui donnera la troiſième , obſervant toujours la même méthode qu'aux précédentes ; car il ne faut jamais s'écarter des régles preſcrites , ſi on veut que cette Poudre ait un heureux ſuccès.

L'expérience réitérée a fait voir qu'elle eſt ſouveraine pour les fièvres continues , malignes , peſtilencielles , ſcorbutiques , & généralement pour toutes maladies contagieuſes. Elle opére efficacement dans les pleuréſies & fluxions de poitrine , ſans qu'il ſoit beſoin de ſaignée ; mais il faut la donner au commencement de la douleur , ſans attendre que le mal foit défefpéré.

Elle produit des effets furprenans dans les cours de ventre, diffenteries & flux de fang : elle eft d'un prompt fecours dans les coliques bilieufes : elle ouvre les obftructions, elle rétablit le jufte tempéramment & le cours des humeurs ; en un mot, fi l'on eft exa à donner ce Purgatif dès le commencement de telle maladie que ce foit, il y en aura bien peu qu'il ne guériffe dans cinq ou fix jours au plus tard : c'eft le véritable remède contre toutes les maladies Epidémiques, d'autant que l'humeur peccante ou morbifique de quelque différente efpèce qu'elle foit plus ou moins abondante, eft toujours la fource, l'origine & la caufe de toutes les maladies, comme on n'en fçauroit difconvenir ; or, s'il eft poffible de trouver le moyen d'évacuer du corps cette caufe, eft-il douteux que la maladie ne ceffe auffitôt ? non certainement. On trouve dans la Poudre Royale Fébrifuge dont eft queftion, toutes les qualités pour y parvenir, parce qu'étant donnée à propos, & comme nous l'enfeignerons au chapitre fuivant, elle a la vertu d'expulfer tout le défectueux, & notamment celui qui fe trouve mêlé dans la maffe du fang, agiſſant toujours en cela ſuivant la diſpoſition du corps, aux uns par les ſelles, aux autres par des vômiſſemens non forcés, qui débarraſſent les premières voyes : d'autres enfin par les urines, & ſouvent par des ſueurs ſalutaires ; il eſt donc certain que ſi ce précieux remède eſt adminiſtré dès le commencement de la maladie, le malade ſera bientôt guéri, & que loin d'en être affoibli, il ſe trouvera beaucoup plus fort & plus vigoureux, ce qui prouve ſa qualité cordiale.

Pour les obſtructions, l'aſthme, les vapeurs & l'hydropiſie curable, il faut donner cette Poudre le matin à jeun, laiſſant repoſer le malade un jour ou deux entre chaque priſe.

Pour diminuer les douleurs de la goute & empêcher que les accès ſoient ſi fréquens, de même que des rhumatiſmes, il faut prendre ce remède deux fois le mois, au décours de la lune à un jour de diſtance.

Pour les fièvres continues, malignes & peſtilentielles, on le donne dans le déclin des redoublemens, trois jours de ſuite, s'il eſt néceſſaire, car ſouvent le malade ſe trouve guéri à la première ou à la ſeconde priſe.

Pour les fluxions de poitrine , les pleuréfies & pleurimonies , il faut la donner au moment que le malade fe fent preffé de la douleur , dans la crainte de n'y être plus à tems , & que l'abondance de l'humeur morbifique , qui en eft l'unique caufe , ne fe corrompe trop tôt , & n'enflamme la maffe du fang avec tant de violence & de promptitude , qu'il ne devienne impoffible d'y remédier , fi on perdoit le moment favorable de l'en débarraffer , & d'éviter par ce moyen avec certitude la périlleufe inflammation. C'eft pourquoi on doit donner la feconde prife douze heures après la premiere , & les autres de 24 en 24 heures jufqu'à parfaite guérifon , qui arrive toujours pour le plus tard , à la cinquième prife de cet heureux fpécifique , comme l'expérience l'a fi fouvent prouvé au grand étonnement de ceux qui y étoient préfens.

Outre les fymptômes ordinaires qui caractèrifent les fluxions de poitrine , tels que la fièvre , la douleur de côté , les crachats fanguignolans , &c. il peut arriver quelquefois que cette maladie commence par une difpofition à l'inflammation & altération ; en ce cas rien ne peut mieux éteindre ce feu , que le falpêtre rafiné, dont la dofe eft d'un gros pefant, réduit en poudre qu'on met dans une pinte d'eau, avec un peu de firop de capilaire ou autre, ou fimple-ment un peu de réglifle, pour faire boire au malade tant qu'il lui plaît ; on peut auffi mettre un pareil gros de fal-pêtre dans les cinq demi-bouillons qu'on fait prendre avec la Poudre, comme il eft dit ci-deffus.

L'ufage du falpêtre rafiné de cette façon convient parfaitement dans toutes les maladies, où il y a altération, ou difpofition à l'inflammation ; il réuffit en cela infiniment mieux que toutes les autres tipfannes, qui ne fervent qu'à gonfler les malades fans pouvoir les dé-faltérer. En un mot, c'eft la leffive du fang ; on ne doit point en faire ufage après avoir mangé, & il faut le difcon-tinuer fitôt qu'il n'y a plus d'altéra-toin.

Les gros rhumes qui fe tournent fou-vent en fluxions de poitrine, font par-faitement guéris par l'ufage de cette Poudre, avec deux prifes au plus à un jour de diftance.

Les coliques bilieufes font auffi gué-ries quelques violentes qu'elles foient, dès la premiere prife, en proportionnant la dose aux forces du malade, comme en toute autre occasion.

Pour les flux de sang, ténesmes, dissenteries, cours de ventre, &c. On doit donner ce remède le matin pendant trois jours consécutifs, si le malade n'est pas guéri dès la première ou seconde prise.

Les vertus de cette Poudre dans ces sortes de maladies, surpassent infiniment celles de l'Epicacuana qui est extrêmement violent.

Nota. Que lorsque le mal est vieux & invétéré, on fera bien de donner des bouillons faits avec une chopine de lait, & un quarteron de graisse de mouton mâle, afin de réparer par ce moyen les escoriations des intestins, causés par l'acrimonie de l'humeur.

On peut guérir ces sortes de maladies par le moyen de quelques lavemens, composés de deux prises de ladite Poudre, qu'on fait détremper dans un verre d'eau, le matin pour le soir, ou le soir pour le matin, qu'on verse dans la seringle, il faut le bien remuer avant de l'introduire, & lorsque le malade l'a rendu, on doit lui donner un autre lavement avec la graisse & le lait, composé comme il est dit pour les bouillons expliqués ci - deſſus.

Ces ſortes de lavemens d'eau avec la Poudre ſont d'un ſecours ſingulier aux enfans, & à ceux qui ne peuvent avaler aucun remède.

Pluſieurs ont été guéris de fièvre intermittente, même continue, & autres infirmités par ce moyen, lequel n'eſt pourtant point ſi certain que de prendre la Poudre par la bouche.

Ceux qui ſe trouvent extrêmement conſtipés font bien de faire uſage de ces lavemens la veille du jour qu'ils ont déterminé de prendre de la Poudre, dont la doſe eſt toujours double de celle qu'on prend par la bouche.

Pour les atteintes de ſcorbut & avant que le mal ſoit confirmé, il en faut faire prendre au malade trois priſes laiſſant un jour d'intervalle entre chacune. Il faut avoir ſoin de lui toucher continuellement les gencives ulcérées, avec de l'eſprit de ſel juſqu'à guériſon.

Cette Poudre eſt auſſi un excellent Vermifuge, elle chaſſe les vers du corps tous vivans, de quelque eſpèce qu'ils ſoient, même le ſolitaire, comme l'expérience la fait voir pluſieurs fois.

Si l'on donne cet heureux purgatif au commencement de la petite vérole, avant que les Puſtules paroiſſent, elles ſortiront abondamment, ſans qu'il y ait aucune fièvre, parce que ſa vertu admirable en enlève toute la malignité de l'humeur. Lorſque cette maladie règne & ſe communique aux enfans ou autres qui ont lieu de la craindre, on ne ſçauroit mieux faire que de les en purger par précaution, ils pourront l'éviter par ce moyen, ou du moins s'ils en ſont attaqués, ils ſeront garantis de ſes funeſtes effets.

Pour un lait répandu qui ſe mêle dans la maſſe du ſang, & qui cauſe aux femmes tant de diverſes maladies, on ne trouve pas de pareil purgatif pour pouvoir y remédier ſi certainement que cette Poudre.

Cet inconvénient n'arrive jamais ſi l'on a la précaution de s'en purger deux fois après les quarante jours de l'accouchement. Une Nourriſſe en fait uſage ſans craindre de perdre ſon lait ; bien plus, ſi l'enfant qu'elle nourrit a le malheur d'avoir la fièvre, il ſuffit qu'elle s'en purge ſeule pour voir incontinent ſon Nourriſſon guéri.

Quand aux ſuppreſſions des Régles, qui cauſent une infinité de maux, la cauſe qui les produit ſe trouve détruite totalement avec deux prifes, laiffant un jour d'intervalle.

Les rétentions d'urine caufées par des glaires, font guéries radicalement avec deux ou trois prifes dans l'efpace de cinq jours.

Voici un article des plus effentiel & des plus important, puifqu'il s'agit de fe préferver de la mort : c'eft de fe bien garder de fe laiffer faigner lorfqu'on a une indigeftion. Auffi-tôt qu'on reffent ce défordre dans fon eftomach, il faut commencer par débarraffer les inteftins avec un demi lavement de deux prifes de cette Poudre, comme nous l'avons enfeigné ci-devant, & dès le matin fui-vant ; il faut donner la Poudre par la bouche à la maniere ordinaire, laquel-le débarraffera non-feulement l'eftomach de la matiere dont il étoit fur-chargé, mais encore purifiera la maffe du fang, du chyle corrompu qui auroit pû s'y être introduit ; en forte que la fanté s'enfuivra auffitôt.

On évitera bien des maladies, fi l'on eft attentif à s'en purger dès qu'on fe reffent de quelque indifpofition, telle qu'un défaut d'apétit, la langue grife & chargée de craffe, des pefanteurs dans l'eftomach, des coliques, des douleurs

& laſſitudes dans les membres, des engourdiſſemens, la tête lourde & toujours aſſoupie, ce qui prognoſtique le plus ſouvent des accidens d'Apopléxie, qui eſt encore une maladie cauſée par une abondance de muſcoſités, qui tombe précipitamment du cerveau, & qui bouche ſi fort tout-à-coup les Bronches des Poulmons, qu'on voit d'abord le viſage du Malade devenir tout violet & la bouche écumante, faute de reſpiration ; au point que le ſang qui monte à la tête l'étouffe dans l'inſtant, à moins qu'on n'y remédie bien promptement. Il ne s'agit donc dans ce moment que de lui procurer de la reſpiration pour le garantir de mort ſubite ; or le remède le plus prompt eſt de prendre du ſel qu'on fait diſſoudre ſur le champ dans du vinaigre, & qu'on lui fait prendre tant qu'il en peut abſorber, on introduit pour cela une cuillier dans la bouche du Malade, on y verſe ce diſſolvant avec une autre cuillier, ce qui fond les glaires dans le moment, & lui donne la reſpiration ; quatre cuillerées au plus ſuffiſent à cet effet.

Tous les bons Cuiſiniers ſçavent par expérience que ce Diſſolvant met à l'inſtant les glaires-d'œufs en eau.

Dès qu'on a préſervé ainſi le Malade

de mort subite , il ne faut pas manquer de le purger avec une doze de cette Poudre , un peu plus forte que dans une autre occasion , & la réitérer dès le lendemain au plus tard : ce remède lui enlevera cette humeur glaireuse ; & si l'on continue ce même purgatif au déclin des Lunes de tems à autre ; il en sera totalement garanti sans aucun retour. Ceux qui ont lieu de craindre cette redoutable maladie peuvent la prévenir par ce même moyen.

D'autres se servent du remède suivant.

Prenez telle quantité qu'il vous plaira de feuilles de tabac, tirez-en une forte teinture avec de l'esprit de vin , donnez deux dragmes de cette teinture au Malade avec une cuillerée de miel ; ce remède attire & fait tomber dans l'instant une prodigieuse quantité de muscosités de la tête & donne un prompt soulagement à l'apopléctique , & il le délivre infailliblement si l'Apopléxie n'est pas tout-à-fait mortelle ; ce remède doit se réitérer de quart d'heure en quart d'heure jusqu'à ce qu'on voye le Malade hors de danger ; c'est pourquoi tous ceux qui ont occasion de craindre cette périlleuse maladie , ne sçauroient mieux faire que d'en avoir provision.

Au surplus, nous ne devons pas oublier de dire, qu'on a souvent observé que les habitations où le Soleil ne luit point, principalement le plus bas des maisons où les vapeurs de la terre peuvent s'exhaler quand on dort, ne conviennent point à ceux qui ont des dispositions à l'Apopléxie : en un mot, tous les lieux humides ne font pas fains pour y dormir la nuit.

Nota. Que quoique nous annoncions ici la Plante Fébrifuge comme un remède presque universel, il faut observer cependant, que la véritable fcience pour bien réuffir, lorfqu'il s'agit de fièvres ne confiste qu'à en fçavoir bien diftinguer les diverses efpèces, pour ne pas s'y méprendre, afin de donner à propos ce remède.

Par exemple, une fièvre qui viendra d'une tranfpiration fi outrée, que toute la maffe du fang fe trouve entièrement défféchée; comme il arrive communément dans les Indes & ailleurs ; comme auffi aux Fièvres étiques & autres. On doit en ce cas recourir aux remèdes qui peuvent humecter, fortifier & défaltérer les Malades, & non à des purgatifs qui font auffi contraires, que dans les Fièvres qui procédent du vice de quelque partie noble.

Cet heureux Spécifique ne demande aucun régime de vie particulier ; il suffit de se nourrir à l'ordinaire ; boire avec modération du vin, si l'on y est accoutumé, du cidre, de la bierre ou de l'eau à son choix.

On peut manger cinq ou six heures après l'avoir pris, excepté dans les grandes maladies, telles que Fièvres continues, malignes pestilentielles, Fluxions de Poitrine & autres, où la diette doit être observée avec prudence.

Ce remède agit également bien dans tous les différens climats & toujours suivant la disposition du corps, aux uns très-promptement, aux autres très tard, il purifie le sang, il pousse dehors les superfluités, soit par les sueurs, ou par les urines, ou par la transpiration.

Il ne faut point se préparer avant de se servir de ce remède, par aucune saignée, par aucun purgatif, ni rien de semblable ; parce que tout ce qu'on feroit, loin d'aider à son opération, deviendroit une précaution inutile & nuisible qui en détourneroit l'effet.

Il est aussi fort à propos de faire remarquer, en finissant ce discours, que la qualité fébrifuge & cordiale, renfermée dans la Plante, dont nous parlons,

est

eſt une vertu d'autant plus eſtimable ,
qu'elle lui eſt particulière , & qu'elle ne
ſe trouve dans aucun autre purgatif.

CHAPITRE II.

*Contenant la manière d'adminiſtrer
à propos la Poudre Royale Fébrifuge dans toutes les maladies ſim-
ples ou compliquées, telles que celles cauſées par l'humeur morbiſi-
fique de quelque eſpèce qu'elle puiſ-
ſe être.*

IL faut d'abord délayer cette Poudre
dans quatre ou cinq cuillerées , ſoit
de Caffé , de Thé, de Chocolat , d'Eau ,
de Cidre ou de Bièrre , pluſieurs la prennent délayée dans du Vin blanc qui lui
donne plus d'action ; mais ordinairement
dans du bouillon , ſoit de viande ou fait
avec des herbes , du beurre , ou l'huille ;
enfin dans quelque véhicule qu'on voudra , & incontinent après l'avoir fait avaler à la perſonne qu'on veut purger , eHe
doit prendre par-deſſus une petite écuel-
lée de bouillon , enſuite un demi bouillon

d'heure en heure pendant quatre heures, comme il est enseigné dans l'imprimé renfermé dans chaque paquet, contenant trois prises cachetées & timbrées des armes du Roi ; on peut aussi prendre cette Poudre en quatre, cinq ou six bolles ; on peut faire une pâte avec un peu de Sirop ou de Miel, pour en former de petites pilules, qu'on pose au-devant de la cuillière avec un peu de bouillon ou autre véhicule, pour les avaler plus facilement l'une après l'autre ; par ce moyen on n'en ressent aucun goût ; d'autres la prennent dans du pain enchanté enveloppée en plusieurs bolles ; enfin on la peut aussi avaller mêlée dans la moëlle de pomme de reinette, ou dans leur gelée ; mais de quelque manière que ce soit, il faut toujours prendre les bouillons comme il est dit.

On prend cette Poudre de la même manière pour toute sorte de Maladies ; la doze est de la moitié de la prise pour les enfans, depuis l'âge de cinq ou six ans jusqu'à dix, qu'il faudra augmenter s'ils ne sont guéris dès la première fois, car la seconde prise doit être de deux tiers.

Pour les personnes faciles à purger & les enfans de dix ans jusqu'à quinze, on.

donne les trois quarts d'une prise pour la première doze ; mais s'il faut réitérer le remède, on donnera la prise entière, & les personnes bien constituées de l'âge de quinze ans & au-dessus jusqu'à la vieillesse, commenceront par la prise entière & continueront de même, s'il est nécessaire ; à l'égard des Vieillards caducs, on proportionnera la doze à leur force.

Il se trouve quelquefois des personnes si difficiles à émouvoir, que la prise ordinaire est insuffisante pour leur faire bien évacuer les humeurs peccantes ; en ce cas là on peut leur en augmenter la doze jusqu'à une prise & demie, sans en craindre aucun fâcheux effet.

Autre Poudre, dite Souveraine.

Cette Poudre est tirée de la Plante Fébrifuge exaltée, elle a la qualité de guérir radicalement la Vérole dans l'espace de quinze ou vingt jours ; non seulement celle qui est la plus invétérée, mais en outre elle guérit encore plusieurs autres Maladies, qu'on avoit toujours regardé comme incurables jusqu'à présent.

Le sieur de la Jurais ayant réfléchi plusieurs fois sur les effets de sa Poudre, vit que ce n'étoit pas les parties grossiè-

res & ligneuſes qui purifioient ſi efficacement la maſſe du ſang ; mais ſeulement
l'eſſence & la ſubſtance qu'elle contient :
de cette réflexion lui vint l'idée d'exal-
ter cette poudre à un plus haut degré de
perfection ; en ne tirant des Plantes dont
elle eſt compoſée, que la partie la plus
pure & la plus ſubtile, en rejettant tout
le groſſier comme inutile ; ce qui lui a ſi
bien réuſſi, qu'avec ſix priſes au plus du
poids de trente grains chacune, il n'y a
point de Vérole ſi invétérée ſoit-elle,
que cette Poudre ſouveraine ne guériſſe
radicalement dans l'eſpace de quinze à
vingt jours, ſans que le Malade en ſoit
aucunement affoibli : au contraire, il ſe
ſent après cette opération beaucoup plus
fort & plus léger, ſi bien que l'embon-
point s'enſuit avec une viteſſe ſurpre-
nante. Les expériences qu'on en voit tous
les jours en font une preuve inconteſta-
ble.

Manière de la prendre.

Comme cette Poudre eſt très-fine &
très-ſubtile, on la met en petites pilulles
dorées, qu'on prend de deux jours l'un,
pour les trois premières priſes, enſuite
on ſe repoſe trois ou quatre jours, pour
commencer encore de la même manière,

ce qui fait l'espace de quinze à seize jours.

Pour les avaler plus facilement , il faut les envelopper au devant d'une cuillière dans un peu de gelée de confiture ou de moëlle de pommes cuites. On boit une taſſe de thé incontinent après , une heure après un demi bouillon & ainſi d'heure en heure alternativement , du thé & du bouillon pendant ſix heures.

L'opération de ces pilulles eſt ſi douce & ſi parfaite , que dans quelques maladie qu'on les employe ; elles ne fatiguent jamais ceux qui en font uſage : les ſelles étant finies on doit dîner avec de bons alimens qui ne ſoient pas trop peſant , & y boire du vin avec de l'eau ſi l'on veut.

Nota. Qu'on doit obſerver de ſe tenir bien couvert , & ne ſe pas expoſer à l'air pendant l'opération de chacune des priſes , parce que ce puiſſant Spécifique provoque ordinairement les ſueurs.

On doit auſſi avoir attention de proportionner les dozes aux forces du Malade , ſoit pour les diminuer ou les augmenter ; parce qu'il y a eu des perſonnes qui en ont pris juſqu'au poids de quarante grains , quoique la doze ordinaire ne ſoit que de trente grains.

Cet uſage ne demande aucune prépa-

ration , & ce qu'il y a encore de plus sin-
gulier , est que tous les symptômes tant
intérieurs qu'extérieurs, tels que Bubons,
Pustules , Crêtes, Chancres , Playes, &c.
tout se trouve totalement dissipé & par-
faitement guéri sans l'usage d'aucun on-
guent ; à l'égard des Chancres qui supu-
rent , on doit les tenir propres , en les
lavant seulement avec de l'eau où l'on
aura fait bouillir de la Sauge.

Vertus de l'Arcane Céleste.

Le sieur de la Jutais enseigne encore
divers autres remèdes très-singuliers &
très-rares ; il fait un Arcâne céleste très-
estimé de ceux qui en ont fait une fois
usage ; parce qu'il répare & fortifie puissamment toutes les parties débilitées du
corps, en commençant par l'estomach qui
en est le pere nourricier ; il le guérit des
escoriations causées par les poisons cor-
rosifs , tels que l'Arsenic & le Verdet.

Cet Arcâne est si bénin que les enfans à la mamelle , dont l'estomach se
trouve dépéri par un lait crud & acide ,
qu'ils vomissent à chaque instant, en sont
guéris en moins de deux heures , quand
même ils seroient aux approches de la
mort : deux ou trois prises à la Nourisse

pendant ce peu de tems , suffisent pour corriger son lait. Les femmes enceintes sujettes aux avortemens , en sont certainement garanties ; parce que toutes les parties qui correspondent à la perfection de l'enfant sont fortifiés puissamment par l'usage de cet Arcane.

Il est aussi propre aux fleurs blanches , aux vieilles & nouvelles gonorées ; comme aussi à détacher les sables & graviers des reins & de la vessie , en les entraînant par les urines ; il répare en même tems les escoriations qu'ils ont causé , desquelles procèdent les douleurs qu'on en ressent , il est le préservatif & curatif du Scorbut , & résiste à tout mauvais air.

Les vertus de ce puissant Spécifique sont décrites plus au long dans un petit livre qui en enseigne l'usage.

Son prix est à raison de 24 liv. la livre , qu'on subdivise si l'on veut par pots de demie livre , quarterons & demi quarteron.

A Versailles le 13 Février 1713.

ITALIE.

Le sieur le Blond Consul de la Nation Françoise à Venise , a donné par plusieurs

Lettres des témoignages avantâgeux de la conduite & des mœurs du sieur de Guillers ; il en parle avec distinction, & comme d'un homme qui a beaucoup de mérite.

LE Sr. FERDINAND DE GUILLERS.

Il repréfente, que s'étant appliqué dès fa plus tendre jeuneffe à la parfaite connoiffance des Simples, il a découvert une Plante qui étant réduite en Poudre a la vertu de guérir toutes fortes de fièvres de quelque nature qu'elles foient. Il a cru ne pouvoir mieux employer fon fecret que pour la confervation des Sujets du Roi : qu'après en avoir écrit plufieurs fois à Monfeigneur, il s'eft rendu à la Cour, où ayant été adreffé à M. Fagon & à M. Boudin qui en ont fait faire des épreuves très-exactes & continuées pendant quatre mois ; elles ont toutes réuffies avec un très-grand fuccès fur toutes les perfonnes attaquées de différentes fièvres, & qui ont été guéries entièrement fans en manquer une feule ; Meffieurs Fagon & Boudin ont été fi étonnés de l'excellence de cette plante, qu'ils la lui ont demandée avec inftance. Son zéle pour le fervice de SA MAJES-

TÉ l'a engagé à ne point héfiter à leur révéler fon fecret ; l'ufage de cette Poudre étant introduit dans les Hôpitaux des Armées, & des Places de SA MAJESTÉ, tous les Officiers, Soldats & autres attaqués de fièvres, feront auffitôt guéris ; ce qui confervera au Roi une grande quantité de fujets qui pourroient périr faute d'un remède fi fpécifique, & qui épargnera de grandes fommes à SA MAJESTÉ, tant en frais & journées d'Hôpitaux, que pour les achats de différens remèdes hors du Royaume, & tous fes Peuples jouiront auffi d'un pareil avantage. Il n'a point divulgué ailleurs ce fecret, & il a toujours eu pour objet de ne le déclarer que pour le fervice du Roi.

Il fupplie très-humblement SA MAJESTÉ, en confidération de la dépenfe qu'il a été obligé de faire pour venir de Venife avec fa famille à Paris, & pendant le féjour qu'il y fait depuis quatre mois, de lui accorder une gratification, & une Croix dans l'ordre de faint Michel ou de faint Lazare. Il eft né Gentilhomme, & il efpère que SA MAJESTÉ lui fera cette grace, & qu'elle voudra bien faire attention au fervice qu'il rend à l'Etat.

En effet, c'est ce que M. Boudin at- teste par son Certificat du 30 Janvier 1713. dont voici les termes:

Nous certifions que la Poudre Fébri- fuge qui nous a été remise entre les mains par le sieur de Guillers, a guéri tous les malades à qui nous l'avons don- née, de fièvres, double tierce, tierce, quarte, & en un mot de toutes espèces de fièvres intermittentes.

Ce que représente le sieur de Guillers a été communiqué à M. Fagon, qui a donné son avis par la réponse dont co- pie est ci-après.

Il est vrai que la Poudre qui nous a été donnée par le sieur Ferdinand de Guillers a guéri tous les malades aux- quels nous en avons fait donner Mon- sieur Boudin & moi, tant de fièvres tierces, doubles tierces, que de quar- tes invétérées, dont quelques-unes mê- mes n'avoient pas été guéries par le Kinkina. J'avois nommé à M. Boudin toutes les Plantes purgatives qui se peu- vent trouver communément dans nos campagnes, & entre les autres celle que ledit sieur de Guillers nous a dé- claré ; mais parce que je sçavois qu'elle purgeoit violemment, & avec des acci- dens qui n'ont point parus dans l'usage de la Poudre qu'il nous avoit donnée, je n'aurois osé l'éprouver, sans y faire différentes préparations qui auroient employé bien du tems, & de plus on ne la peut trouver que dans le commencement de l'été.

Le sieur Ferdinand de Guillers nous a déclaré fort honnêtement sa préparation, & avec une sincérité fort différente de la maniere avec laquelle les Charlatans s'expliquent sur leurs secrets. Cette racine se trouve aisément, & presque par toute la France, & se prépare facilement. Elle peut par conséquent être employée avec très-peu de frais dans tous les Hôpitaux des Armées du Roi, & sans doute elle épargnera à SA MAJESTÉ de très-grandes dépenses, & sauvera une infinité de soldats, parce qu'ils seront guéris d'abord, & qu'ils ne souffriront, ni de l'infection de l'air des Hôpitaux, ni de la friponnerie des Entrepreneurs, & puisque le Roi m'ordonne d'avoir l'honneur de lui dire ce que je pense sur la gratification que demande le sieur de Guilliers, j'obéis aux ordres de SA MAJESTÉ, en l'assurant que la marque d'honneur, & la gratification qui lui sont demandées, sont juſtement eſpérées de ſa grandeur & de ſa bonté.

Au deſſous eſt écrit en crayon de la main de M. le Comte de Pontchartrain ce qui ſuit :

Déciſion du Roi dans ſon Conſeil. } Bon penſion de 1200 liv. du jour qu'il eſt parti de Veniſe & la Croix de ſaint Lazare.

Nous Commiſſaire, & premier Commis de la Marine, chargé du détail des Archives, certiſions la copie ci-deſſus véritable, & conforme à l'original. A Paris ce vingt-deux Novembre mil ſept cent cinquante. *Signé.* L'AFFILARD.

Renouvellement de Privilége pour la vente & diſtribution d'une Poudre Fébriſuge pour dix années, en faveur du ſieur de la Jutais.

AUjourd'hui dix-neuf Août mil ſept cent quarante-trois, le Roi étant à Verſailles, Pierre Brodin de la Jutais a très-humblement repréſenté à SA MAJESTÉ, que par deux Brevets des dernier Septembre 1713. & premier Avril 1724. le ſieur Guillers, Chevalier de l'Ordre de Saint Lazare, auroit obtenu

le Privilége exclusif, de faire distribuer
pendant le tems de vingt années une
Plante Fébrifuge, qui a la vertu de
guérir toutes sortes de fièvres intermittentes sur le pied de dix sols la prise,
tant à Paris que dans toutes les autres
Villes du Royaume, avec pouvoir de
commettre telles personnes que ledit
sieur de Guillers voudroit choisir, &
d'établir à cet effet des Bureaux pour
la distribution s'il le jugeoit nécessaire ;
qu'après le décès dudit sieur de Guillers, Sa Majesté auroit par son Brevet du dix-sept Novembre 1733. pro-
rogé en faveur dudit sieur de la Jutais
son Gendre, ledit Privilége pour dix
autres années aux mêmes clauses & con-
ditions ; mais ce tems étant sur le point
d'expirer, ledit sieur de la Jutais a
très-humblement supplié Sa Majesté
de vouloir bien lui en accorder le renouvellement, avec permission de vendre la Poudre Fébrifuge, tant à Paris
que dans toutes les autres Villes du
Royaume, mêmes dans les Hôpitaux
de ses Armées ; & Sa Majesté étant
informée de la bonté dudit remède, a
permis & permet audit sieur de la Jutais de continuer à faire distribuer pendant le tems de dix années, à l'exclu-

fion de tous autres, ladite Poudre Fébrifuge fur le pié de dix fols la prife, à laquelle Sa Majesté en a fixé le prix, tant dans fa bonne Ville de Paris, que dans toutes les autres Villes du Royaume, Pays, Terres & Seigneuries de fon obéïffance, par telles perfonnes qu'il voudra choifir & commettre, & d'établir à cet effet des Bureaux pour la diftribution de ladite Poudre, faifant très-expreffes inhibitions & défenfes à toutes perfonnes de quelque qualité & condition qu'elles foient de donner aucuns troubles & empêchemens; comme auffi de contrefaire, vendre & débiter ladite Poudre, fous quelque nom ou forme que ce puiffe être, à peine de mille livres d'amende, applicable un tiers au fieur de la Jutais, un tiers à l'Hôpital des Lieux ou le plus prochain, & l'autre tiers au dénonciateur. Enjoint Sa Majesté aux Maires, Confuls & Echevins des Villes & Lieux, & à tous autres Officiers qu'il appartiendra de donner audit fieur de la Jutais, & à fes Agens & Prépofés toute l'affiftance dont ils auront befoin pour l'exécution du préfent Privilége; & afin qu'il foit toujours en état de fournir aux malades le fecours de ce re-

mède , SA MAJESTÉ permet audit fieur
de la Jutais de faire la recherche de ladite Plante Fébrifuge dans toutes les
Forêts , dans celles des Communautés ,
ou des Particuliers , & généralement
dans tous les endroits où il en décou-
vrira , & d'en prendre la quantité dont
il aura befoin , fans qu'il puiffe en être
empêché ; & pour affurance de fa vo-
lonté , SA MAJESTÉ m'a commandé
d'expédier le préfent Brevet , qu'elle a
figné de fa main , & fait contre-figner
par moi Confeiller - Secretaire d'Etat ,
& de fes Commandemens & Finances.
Signé à l'Original, LOUIS: *Et plus*
bas, PHELYPEAUX.